AF582300

DV
BON VSAGE DES EAVX DE BAIGNERES.

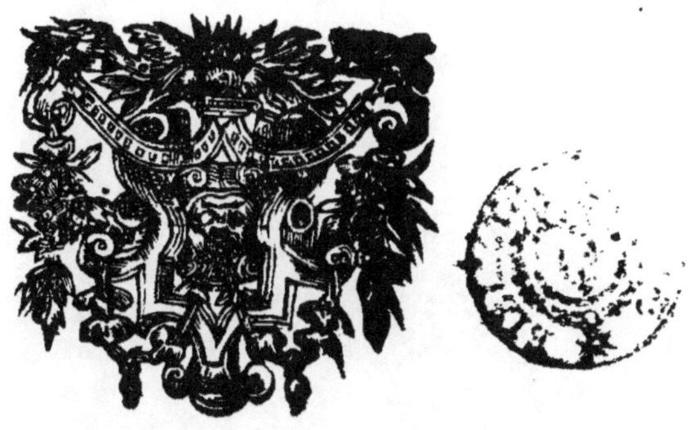

A TOLOSE,

Chez I. DOMINIQVE CAMVSAT,
Marchand Libraire au Palais.

M. DC. LIX.

Auec Priuilege du Roy.

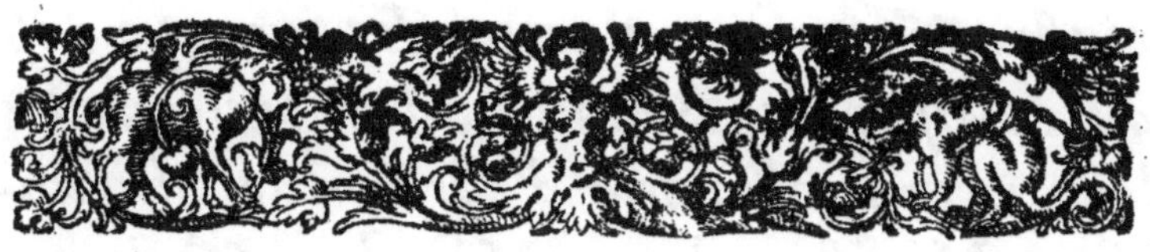

A MADAMOISELLE DE S.T EMVR.

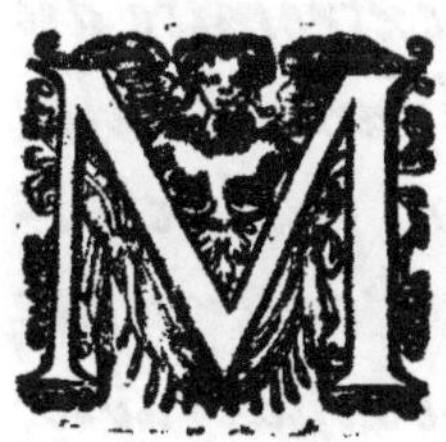

ADAMOISELLE,

I'espere autant que ie souhaite, que l'Automne acheuera cette precieuse santé, que le Printemps a heureusement commencé dans vostre personne. Neantmoins quoy que ie ne sois ny critique ny fascheux dans mes obseruations; ie puis vous asseurer, qu'il faut quelque methode, pour guerir d'vn mal opi-

niaſtre & preſque inueteré. Et puis que c'eſt au Maiſtre du Banquet, d'en preſcrire les loix, ayant l'honneur d'eſtre vn des plus anciens Miniſtres de nos Nimphes, & de nos Naïades, c'eſt en leur nom que ie vous preſente ce regime. Elles auront vne extreme ioye, de vous donner, ce que Bourbon & beaucoup d'autres lieux n'ont pas meſme oſé vous promettre. L'honneur que vous leur auez fait, de les chercher à l'extremité du Royaume, merite cette recognoiſſance. Elles ſont champeſtres, mais elles ne ſont pas inciuiles; l'auantage qui leur vient d'vne viſite de ce prix, leur eſt connu & tres-conſiderable. Ie craindrois meſme, ſi les Deeſſes n'eſtoient de tout Pays, qu'elles ne vous refuſaſſent dequoy retourner dans le voſtre; tant vous leur auez plû, tant vous les auez charmées. Elles ont inſpiré le meſme ſentiment à tous ceux qui ont eu le bonheur de vous voir dans nos Montaignes; & iamais elles ne ſe conſoleroient de la perte que nous allons faire, ſi la moindre inſtruction de voſtre modeſtie ne suffisoit, pour rendre toutes les Filles de Pyrene parfaites. Retournez donc à ce Theatre plus digne de vous, & apres auoir laissé icy tant de preuues de sagesse, rauissez Paris de l'admiration de vos belles qualitez, & vostre Illustre Famille de la ioye de vostre guerison. Mais dans ce seiour de tant de felicitez n'oubliez pas Baigneres la premiere source de vostre santé ; iettez quelquefois les yeux sur ces superbes Monts, qui ne la couronnent de toutes parts, que pour la declarer Reine de la Gascogne. Promenez-vous encore de la pensée dans ces belles ruës, où le cristal liquide & tant de perles fondues se montrent tous les iours. Il n'y a pas vn fleuue dans cette petite Venise, qui ne vous porte insensiblement à l'origine de tout le bien que vous possedez ; & qui ne vous oblige d'adorer l'Auteur de tant de merueilles. Mais afin que vous ne me sçachiez pas plus de gré de cét Ouurage, que vous ne m'en deuez ; ie reconnois, que vous auez vne personne aupres de vous, qui a droict d'y pretendre quelque part ; & que ie n'y contribue auec ce qui est de mon Art, que le zele, auec lequel ie suis.

MADAMOISELLE,

Vostre tres-humble & tres-obeïssant seruiteur & Medecin.

DE LA GVTHERE.

CHAPITRE I.

Des eaux de Baigneres & de leur diuersité.

DIEV qui est le Souuerain Medecin de tous nos maux, comme il est le magnifique Auteur de tous nos biens, a mis tant de remedes dans la nature contre les infirmitez de la mesme nature, que nous auons plus de sujet de nous loüer de sa bonté, que de raisons de nous plaindre de nos disgraces : I'en remarque de trois sortes; les naturels ainsi nommez, parce qu'ils viennent principalement des plantes & des herbes; & ils sont par tout, où il y a des simples. Les seconds, que i'appelle artificiels ou composez, d'autant qu'ils coulent du meslange des eaux, auec les mineraux vrais principes de leur vertu; & on les trouue dans beaucoup d'endroits de la terre, sur tout dans la Bigorre; où Dieu par vne excessiue bonté fait mesme seruir la bouë contre les plus fascheuses maladies; comme il le pratiqua iadis contre les tenebres de l'Aueugle nay. Les Diuins qui sont les miracles, font la troisiéme eſpece des remedes , dont ie pretens auſſi peu parler que des autres ; mon deſſein n'eſtant pas meſme de traiter des qualitez admirables , dont ſon diuin eſprit a empreint les eaux ; notamment à Baigneres , où ſa prouidence ſemble auoir mis la Piſcine de toutes ſortes de maux , ne ſe trouuant pas vn lieu dans la France , ny peut-eſtre dans tout l'Vniuers , qui ait tant de ſecours contre les maladies. Donc ſans rien dire des differentes vertus de la fontaine de ſalut , qui eſt à vn quart de lieuë de nos murailles ; de celles des Bains de la Reine & des hommes , qui occupent vne de nos colines ; ny des Bains des Pauures, de la Goutte, de Saint Roch & de Thea , qui ſont à nos portes. Sans parler de noſtre grand & petit Bain & d'vne incroyable nombre d'autres ſources , qui s'ouurent dans nos ruës & dans nos maiſons , ce que i'examineray peut-eſtre ailleurs à loiſir & en detail ; ie ne pretens dans ce diſcours , que d'en montrer l'vſage , & de preſcrire la bonne methode de s'en ſeruir.

CHAP.

CHAPITRE II.

Saiſons des eaux, & qu'elle eſt la meilleure.

IL ne faut point douter, que le Printemps & l'Automne ne nous faſſent la principale ouuerture de ce Treſor ; puiſque le Ciel & la Terre s'accordent alors dauantage à nous fauoriſer ; le premier nous donnant ſes fleurs, le ſecond nous preſentant ſes fruits. Or ie ne veux, pour recommander ces deux Equinoxes, que la conſtante couſtume de venir en foule à Baigneres en ces deux ſaiſons ; ce qui n'arriueroit pas, ſi vne longue experience ne les foiſoit remarquer. On tient l'Automne la belle ſaiſon, à cauſe qu'en ce temps les vacations donnent le loiſir aux honneſtes gens de s'y rendre. Mais ſans regarder l'auantage de la bonne compagnie, ie ſouſtiens que c'eſt la meilleure. Premierement cette ſaiſon ſuit l'Eſté, dont les chaleurs ont conſumé les humiditez de la terre, qui pour l'ordinaire diminuent ou alterent la vertu des eaux : outre que l'Automne en ces quartiers nous fait le plus beau-temps de l année. Secondement l'Hyuer eſtant le Pere & le Nourricier de preſque toutes les maladies, l'vſage des eaux ne ſçauroit eſtre mieux placé que dans la ſaiſon, qui le precede ; afin que l'euacuation qui ſe fait des mauuaiſes humeurs pendant les Bains, oſte à la temperature de l'Hyuer, ce qui certainement augmenteroit nos infirmitez. I'adjouſte pour derniere raiſon, que ce temps interrompt toutes les grandes occupations des hommes, & partant qu'il les deliure de leurs plus facheuſes inquietudes; ce qui leur donne moyen de trauailler à leur ſanté, qui demande ce degagement de toutes affaires pour principale diſpoſition.

CHAPITRE III.

Preparatifs auant que de ſe baigner.

C'Eſt vne choſe conſtante, qu'il ne faut pas temerairement prendre les eaux, & qu'il y a beaucoup de choſes à obſeruer. Le ſage & l'experimenté Medecin en trouble les ondes, & comme l'Auge de ſa vertu y pouſſe les infirmes. Mais qu'il ſoit habile, & qu'il les cognoiſſe ; car d'enuoyer de deux cens lieües vn malade à Bareige, où il n'y a point de remede pour ſon mal ; c'eſt vendre ſon ignorance trop cherement. Le Venerable Pere General des Capucins, illuſtre par ſa naiſſance ; puis qu'il ſort des anciens Ducs de Milan, reconnut l'année derniere, combien il importe que ceux qui nous gouuernent, ſçachent où les montagnes de Lourde & de Grippe conduiſent. Que s'il ne faut pas s'abbandonner à toutes ſortes de gens, il faut encore moins ſe fier à ſoy-meſme. Et qu'on n'allegue point icy, ce que Mayerne vn des plus fameux Eſculapes de ce ſiecle a dit : Que celuy qui n'eſtoit pas ſon Medecin à trent'ans, eſtoit vn ſot de beaucoup d'années. Car outre qu'il y a des perſonnes qui ne ſont pas raiſonnables à cét âge là ; il eſt certain, que ſi elles ont eſtudié leur temperament, qu'elles ignorent la diuerſe temperature des eaux. On ſent auec le doigt leur chaud & leur froid, mais il n'y a que l'eſprit eſclairé d'vne longue experience, qui diſcerne les degrez du Nitre, du Soulphre & du Bitume. Qu'on laiſſe donc le ſoin au Medecin du lieu ou du voiſinage d'ordonner à chacun, le Bain qui luy eſt propre. Autrement on court fortune de prouoquer quelque nouueau mal, & de ne pas guerir de celuy qu'on a, ie cognois vn homme, qu'on ne croit pas abſolument ſans eſprit & ſans iugement, qui me permet de le nommer, ſi ie veux ; & ie le ferois, ſi ie ne craignois d'en faire vn mauuais exemple. Il auouë que pour auoir pris le Bain d'autre façon que ie ne

Ie luy auois conſeillé, qu'il ſe trouue depuis deux mois dans de facheuſes incommoditez, dont il ne ſe conſoleroit iamais, s'il n'eſperoit que l'Automne diſſipera les humeurs, que l'autre ſaiſon luy a excitées. En quels inconueniens ſe mettroient donc ceux qui ont moins de diſcernement que luy; & principalement les femmes, qui auec vne moindre capacité que celle des hommes ont encore certains accidens, qu'il faut ſçauoir accorder auec les eaux. Qu'on ne choiſiſſe donc le Bain que par l'auis du Medecin; qu'on ne le continuë qu'autant qu'il l'ordonnera; & qu'on ny demeure que le temps, qu'il trouuera bon. Sur tout qu'on n'y entre iamais, ſans auoir eſté purgé par ſes ordres.

CHAPITRE IV.

Ce qu'on doit obſeruer pendant les Bains.

ON peut marquer certaines choſes qu'on doit garder; d'autres dont il ſe faut abſtenir. Ce qu'il faut premierement faire, c'eſt de commencer les bains auec vn eſprit dégagé de toutes ſortes de ſoins, remply de ioye & d'vne parfaite confiance de gueriſon. Que peut fournir vne ame abbatuë & comme accablée de chagrain & d'inquietude au malade, qu'vn amas de mauuaises humeurs, qui augmenteront ses indispositions? Que fera-t'il pour sa santé, s'il en desespere; & s'il fait quelque chose, la fera-t'il autrement qu'auec negligence? C'est assez d'vn sens mediocre, pour comprendre l'importance de cette obseruation; & pour conclurre combien la veuë des personnes facheuses est incommode, combien l'entretien des agreables est auantageux. Ainsi i'approuue que trois ou quatre de mesme humeur mangent ensemble; à condition que la societé n'excite point à l'excez. Le ieu apres le repas est vtile, pourueu qu'il soit d'vn temps limité, sans contention & sans attache, & que la bile ne s'échauffe iamais par le desir du gain; autrement on s'exposeroit à vne agitation, qui diuertiroit ou affoibliroit l'action des eaux. Si l'on disne chez Hipocrate, il ne faut pas souper chez Galien; c'est à dire, qu'on ne doit pas faire deux grands repas. Si le disner qui ne doit estre que de trois ou quatre sortes de viandes & fort legeres, comme de mouton, de veau & de ieune volaille, est vn peu plus ample, il faut que le soupé soit leger d'vn seul mest, & qu'il ne soit suiuy que d'vne composte. L'vsage des fruicts est toûiours mauuais,parce qu'ils chargent l'estomac de crudités ; si bien qu'on ne le permet qu'à ceux qui en mengent peu & du meilleur. On ne doit iamais oublier son boüillon rafraichissant apres la sueur, qu'on prouoque par deux ou trois verres d'eau du Bain, si elle estoit trop tardiue. Il sert encore à tenir le ventre libre, à quoy l'vsage des pruneaux contribue beaucoup. On éuitera le serain en tout temps, mais particulierement, pendant qu'on boit,ou qu'on se baigne : d'autant que le corps qui est ouuert en ce temps-là par la chaleur des eaux est plus susceptible de la malignité de toute mauuaise influence. Que si Cesar le nomme le mal de la nuict, nous pouuons bien l'appeller la peste de Baigneres ; à raison de la grande abbondance des fontaines & des ruisseaux de ce lieu, qui fournissent de continuelles fraischeurs à l'air. Mais de toutes les abstinences la plus necessaire, c'est de ne point manger de feves ; i'entens cette defense au sens de Pythagore & non pas du vulgaire. Estant chose certaine & de ma propre experience, que beaucoup de maris & de femmes, à faute d'obeyr à ce precepte sont venus aux eaux, & sont retournez en leurs maisons plus steriles & infeconds, qu'ils n'en estoient sortis. Le dernier precepte, & qui ſemble le plus important, regarde l'heure du Bain & le temps de le continuer. De moy ie trouue le ſoir plus propre que le matin, parce que l'interualle qui eſt entre ces deux temps, donne pendant la nuict plus de loiſir à la vertu de l'eau, de s'imprimer dans les membres. Neantmoins parce que cette methode trouble tout le commerce du iour, ie conſens qu'on ſe baigne dez les trois ou quatre heures apres minuict iuſques à neuf: à condition qu'on ne dorme point pendant la ſueur, & qu'on demeure au lict trois ou quatre heures apres qu'on aura ſué; & l'on n'entrera iamais dans le Bain que la digeſtion ne ſoit faite. Pour le temps de prolonger les Bains cela depend des forces & du beſoin du malade, qui conſultera le Medecin ſur ce ſujet.

CHAPITRE V.

Pour les Beueurs.

Qui ne deuient heureux en beuant *à go go*.

C'Eſt le dire des Goinfres; mais qui ne trouue du ſoulagement à ſes maux, s'il s'approche, comme il faut de nos fontaines, & qu'il en prenne la liqueur auec regle? Ce chapitre ne regardant que ceux qui boiuent, eſt tiré pour la ſubſtance d'vn eſcrit du ſçauant Medecin de la Lane, qui nous donnera vne pleine connoiſſance des eaux, quand il lui plaira de le publier. Sa premiere inſtruction eſt de n'en point prendre ſans l'auis du Medecin, qui ſeul connoiſt & diſcerne leurs qualitez & leur vertu. La ſeconde de ne boire que la quantité de verres, qui ſeront ordonnez ; & de ne iamais tant charger ſon eſtomac, qu'il ſoit contraint de vomir. Car ſi pour l'vſage du vin vn homme aſſez indulgent a prononcé que le premier verre ſoulageoit la neceſſité ; le ſecond donnoit du plaiſir ; mais que le troiſiéme noyoit la raiſon : qui ne iugera que cinquante ou ſoixante priſes d'eau ſuffoquent vn malade, & qu'au lieu de le guerir, elles ne le tuent? Il marque en troiſiéme lieu l'heure du boire, qui doit eſtre le matin ; non pas également pour tous ; mais il regle ce plû-toſt ou plû-tard par la digeſtion : & il improuue fort, qu'on contraigne la couſtume de ſon repos, pour courir auant iour à la fontaine. Il ſe moque de la ſuperſtition de ceux qui mettent vne heure entre les priſes de l'eau : comme ſi on luy donnoit le loiſir de s'eſtablir dans le corps. Il ne trouue pas moins ridicule la perſuaſion de ceux, qui ſe promenent

auec

auec violence,apres auoir beu. Et à dire le vray, il reiette ce sentiment auec iustice, sur cette raison; que comme vne promenade posée & courte aide toute les fonctions de la nature, l'agitation excessiue & precipitée les empesche & les ruine. Son dernier auis prescrit l'vsage des viandes, & il n'en veut que de facile digestion,& peu en quantité. Ie dirois encore, si l'on pouuoit ajouster quelque chose à la meditation de cet excellẽt homme, qu'il seroit à propos de s'arrester à vne seule sorte de nourriture:d'autant que les differentes & contraires qualités des alimens excitent vn combat,& font vne guerre intestine dans l'estomac,qui en détruit la chaleur naturelle ; & partant elle éloigne l'effect des eaux,dont la vertu est de la reparer. Ce qu'elles ne mãquent iamais de faire,quand on les prend auec discretion ; n'ayant encore point rencontré de foiblesse ny d'indigestion,qui tint contre nostre fontaine des salies. Qu'on se souuienne dõc,que le poids & la mesure de Cornare ne peuuent mieux estre obseruez, que pendant la prise des eaux. Car s'il faut toûjours peu de viandes à l'estomac, pour viure sainement;il n'en faut presque point dans vn temps, où sa force est debile; & si l'on peut d'vne seule espece,afin qu'il ait peu d'ennemis à vaincre.

CHAPITRE VI.

Ce qu'il faut faire apres auoir pris les eaux.

AYant diſtingué dans mon premier Chapitre de trois ſortes de Remedes, ie reconnois dans celuy-cy trois eſpeces de maux. Les ordinaires qui sõt combattus par les remedes naturels ; les habituels & inueterez, contre qui les artificiels ou les compoſez agiſſent ; & les incurables, qui n'ayant ny dans l'Art ny dans la Nature aucune vertu qui leur reſiſte, ne trouuent que Dieu qui les ſurmonte ; ou produiſant luy meſme immediatement la ſanté, ou la donnant au credit de ſes Saints par miracles, que i'ay nommez les remedes Diuins de nos infirmitez. Or cette ſorte de remedes opererent bien d'vne autre maniere que les autres ; parce que ſortant de la main du Createur ou de celle de ſes amis & ſignalez ſeruiteurs ſouſtenuë de ſon bras, il ne rencontrent rien qui ne cede à leur pouuoir. Là où les naturels & les compoſez ſont trop ſouuent foibles contre les maladies : ſoit qu'on les attaque par leurs contraires auec Galien, ou qu'on les entreprenne par leurs ſemblables, ſuiuant la methode de Paracelſe. Mais leur principale difference dans l'action eſt, que les naturels & les compoſez gueriſſent lentement & auec succession : & que les miracles donnent la santé tout à coup ; de telle sorte que la guerison des plus opiniastres maux est subite, momentanée & acheuée en commençant. Et la raison de cette merueille vient, de ce que rien ne se peut opposer à la volonté de Dieu, & que la contrarieté des causes secondes ne sçauroit retarder ou affoiblir l'actiuité de la premiere. En quoy sa toute-puissance est manifeste, principalement lors que le ciel agit par des moyens qui semblent fauorables à l'infirmité; ainsi le Sauueur rendoit la veüe auec la baïe qui la broüille : Ou bien quand les remedes n'ont aucune proportion auec le mal : en cette maniere l'ombre de Saint Pierre guerissoit ceux mesme qu'elle ne touchoit pas. De cette belle & Chrestienne reflexion, on se doit instruire à ne pas attendre vne santé parfaite & subite en sortant des eaux, ce priuilege estant reserué à celles de Siloë. Ce qu'on doit esperer en quittant nos Bains, c'est que leur vertu imprimée sur le corps operera dans la suite du temps, & produira enfin l'effect qu'on a cherché auec tant de fatigues, & desiré auec tant de vœux. Que l'infirme ne s'inquiete donc point, s'il ne retourne tout à fait sain dans sa maison, mais qu'il aide cette vertu secrette & cachée des eaux : Premierement en ſe parant des iniures de l'Hyuer : En ſecond lieu par trois ou quatre purgations priſes à diuerſes fois pendant toute cette ſaiſon, & ſur tout par vn bon regime de vie. Sur quoy ie ne dis rien, laiſſant cette conduite à la prudence du Medecin des lieux, qui certainement n'ordonnera rien ſans vne parfaite connoiſſance de la diſpoſition du conualeſcent.

Chapitre VII.

Erreurs Populaires ſur le ſujet des eaux.

La premiere que ie remarque, c'eſt l'opinion, qu'elles ne peuuent eſtre vtiles, que dans les deux ſaiſons que i'ay touchées : puis qu'il eſt certain, qu'elles ont de bons effets en tous temps. Beaucoup d'experiences le prouuent, & principalement celle de feu Monſieur de Charnaré, qui s'opiniaſtra pendant toute vne année de demeurer à Baigneres : ce qui luy reüſſit ſi bien, qu'il s'en retourna en pleine ſanté, quoy que la paralyſie luy occupaſt iuſques au bout de la langue. Et la raiſon de cecy eſt, que les eaux qui coulent touſiours également en toute ſaiſon de leurs canaux ſouſterrains, apportent & communiquent tousiours egalement leur influence & leur vertu. Et sur ce qu'on pourroit opposer, que les chaleurs excessiues de l'Esté & l'extreme froid de l'Hyuer les gastent : il est certain que les vapeurs du bain entretenant tousiours l'air dans vne mesme temperature, il ne faut rien craindre d'vne impression estrangere, pourueu qu'on se precautionne bien à la sortie du bain. Les eaux sont donc bonnes en tout temps, ie n'excepte pas mesme la Canicule, puis que Monsieur le Comte de Maillé âgé de quatre-vingt dix ans y est venu le quinziéme de Iuillet, y demeurant iusques à la fin d'Aoust auec tant de bon succez, qu'il fut entierement gueri, lors qu'il arriua à sa maison. Vne seconde erreur est de presumer, qu'on peut abreger le temps des eaux, en multipliant leur prise auec tel excez, qu'on boit en vne fois, ce qu'on ne deuroit prendre qu'en deux ou trois iours, & lon se baigne si souuēt, qu'on est presque toûjours dans l'eau. Mais qu'on sçache que comme on ne vit pas pour manger beaucoup, & pour se remplir de viandes : de mesme qu'on ne guerit pas, pour s'accabler de remedes. Il faut mesnager la nourriture à l'estomac, afin que sa chaleur la digere : il faut aussi proportionner le medicament à ses forces, pour esperer du soulagement. Vne derniere erreur, & qui n'eſt pas moins groſſiere que les autres, ſeroit de croire que pour auoir promptement la ſanté, il faut eſtre ſi exact dans l'obſeruation de toutes les choſes qui ſe preſcriuent ordinairement, qu'on doit pluſtot faire violence à toutes ſes habitudes & à ſes couſtumes, que de manquer à la moindre regularité. Ce ſentiment eſt perilleux, puis qu'on ne peut douter qu'il vaut mieux accorder quelque choſe à l'inclination vitieuſe de l'appetit, que de le combattre auec vne trop grande contrainte. Vne perpetuelle & opiniaſtre contradiction irrite plus la Nature que les ſecours reglez qu'on luy donne ne l'aident. Il eſt donc plus à propos d'aiuſter les eaux à noſtre temperament & à nos vſages ordinaires, que de forcer toutes nos couſtumes & nos façons aux eaux ou à la regle qui les ordonne. Manquons pluſtot vn peu à bien faire, que d'entreprendre de trop bien faire.

CHAPITRE VIII.

Conclusion de ce petit Ouurage.

LEs eaux du Iourdain sont elles meilleures que celles de Pharfar & d'Abana, demandoit autrefois vn Prince de Syrie ? Ie veux croire qu'elles sont toutes egales, quand elles agissent immediatement soumises à la main de leur Createur. Mais si on les considere simplement par leur vertu naturelle, il n'y a point de doute que quelques vnes n'ayent plus d'excellẽce que les autres. Et si nous voulons faire iustice à celles de Baigneres, i'ose dire, qu'il n'y en a point dans toute la France, qu'on puisse leur comparer. Leur diuersité me donne ce sentiment, ne connoissant pas vne maladie qui n'y trouue son remede, ny vn mal qui n'y ait sa propre fontaine. En quoy nous auons vne obligation singuliere à Dieu, d'auoir voulu ramasser dans nostre petite Prouince, ce qu'il a diuisé à beaucoup d'autres endroits de la terre. Et s'il a mis tant de bains salutaires dans nostre Ville, n'est-ce pas vne grace signalée d'auoir placé cette Ville dans le plus bel endroit de l'Vniuers : afin non seulement d'attirer tous les infirmes, mais encore d'inuiter tous les curieux. Car enfin l'Italie n'a rien de si beau que la Bigorre, au iugement de ceux qui les ont veuës & comparées. C'est parler auec trop de modestie de nos auantages : les Elisiens de la Thessalie, ny le Tempé de l'Arcadie ne sont pas si charmans que cette incomparable Valée. Ie ne dis rien des commoditez & des delices qui rendent son seiour plaisant : c'est trop pour la faire estimer, cherir & rechercher, de sçauoir que c'est la source de la santé publique. Ie ne parle point de Tarbe sa Capitale, qui fait vne si agreable retraitte entre les deux saisons, donnant des delicatesses pour la vie aux plus frians : & la societé de tant d'honnestes gens pour l'entretien aux moins sociables, qu'on y trouue aussi peu d'incommodité, qu'on y souffre de chagrin. N'y eust-il que cét Illustre Prelat, qui semble n'auoir quitté la Cour & les plus beaux emplois de l'Estat, que pour consoler les Estrangers, & leur faire treuuer Paris à deux cens lieües de la Seine.

FIN.

www.ingramcontent.com/pod-product-compliance
Lightning Source LLC
LaVergne TN
LVHW050508160826
845677LV00003B/1011

* 9 7 8 2 3 2 9 6 4 4 0 4 2 *